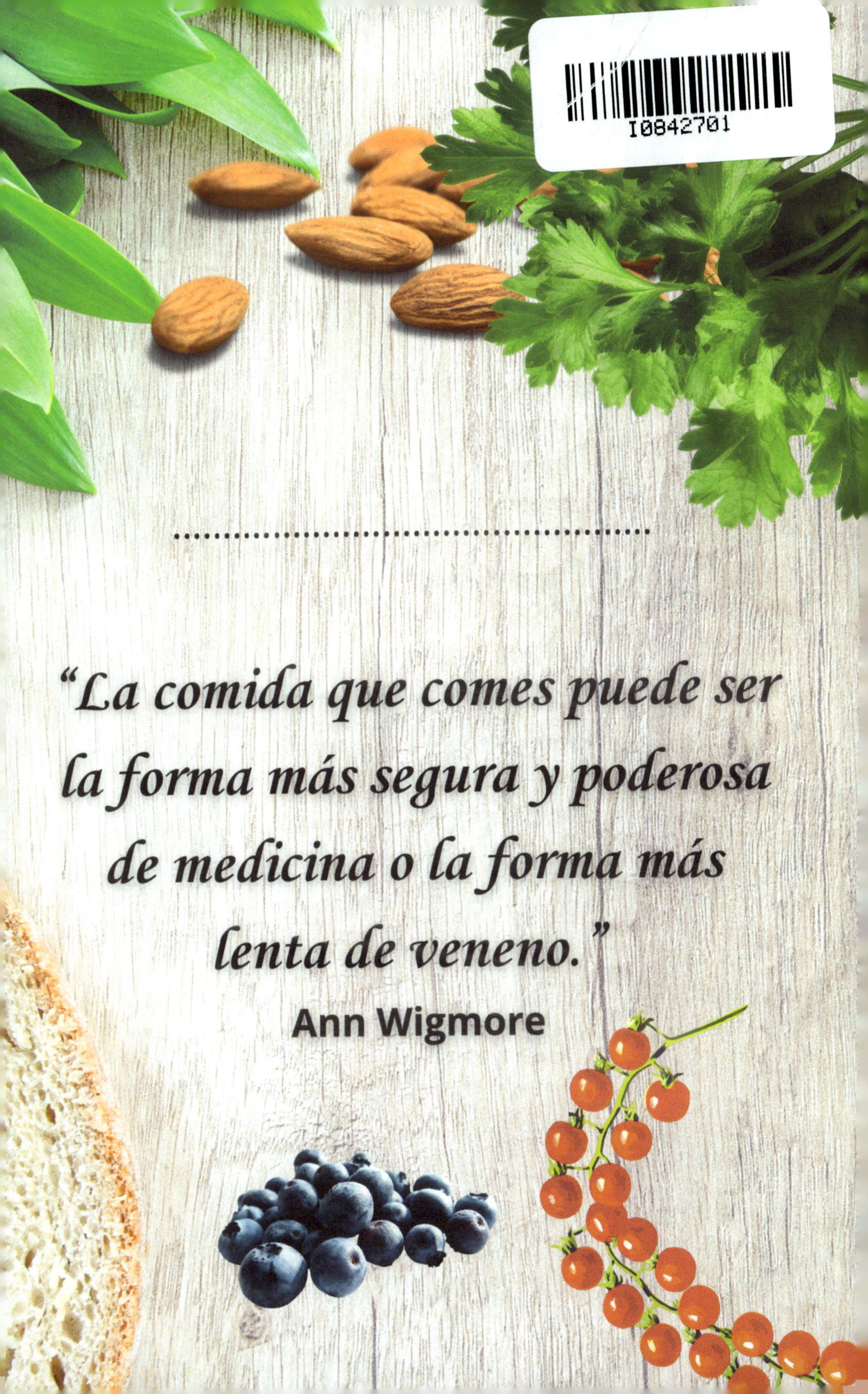

"La comida que comes puede ser la forma más segura y poderosa de medicina o la forma más lenta de veneno."

Ann Wigmore

Alimentación Alcalina

1. *Introducción a la Alimentación Alcalina*

- ¿Qué es la alimentación alcalina?
- Historia y origen de la dieta alcalina
- Mitos y realidades sobre la dieta alcalina

2. Beneficios de la Alimentación Alcalina

- Equilibrio del pH corporal
- Mejora de la energía y bienestar general
- Prevención de enfermedades crónicas
- Digestión saludable y pérdida de peso

3. Recetas Alcalinas Paso a Paso

Desayunos alcalinos

- Batido Verde Energético
- Avena con Frutas Alcalinas
- Tostadas con Aguacate y Tomate

- Chía Pudding con Frutas
- Smoothie de Albahaca y Melón
- Crema de Avena y Manzana
- Panqueques de Almendra

Almuerzos alcalinos
- Quinoa con Verduras Asadas
- Ensalada de Espinacas, Manzana y Nueces
- Sopa de Brócoli y Almendras
- Tacos de Lechuga con Garbanzos
- Curry de Lentejas Rojas

Cenas alcalinas
- Sopa de Calabaza y Jengibre
- Ensalada de Kale con Aguacate y Semillas de Girasol
- Verduras al Vapor con Tahini
- Sopa de Espinacas y Coco
- Salteado de Tofu y Verduras Verdes

Snacks saludables
- Palitos de Apio con Hummus
- Frutos Secos y Semillas
- Fruta Fresca

4. Plan de Alimentación Semanal Alcalino

- **Día 1:** Desayuno, Snacks, Almuerzo, Cena
- **Día 2:** Desayuno, Snacks, Almuerzo, Cena
- **Día 3:** Desayuno, Snacks, Almuerzo, Cena
- **Día 4:** Desayuno, Snacks, Almuerzo, Cena
- **Día 5:** Desayuno, Snacks, Almuerzo, Cena
- **Día 6:** Desayuno, Snacks, Almuerzo, Cena
- **Día 7:** Desayuno, Snacks, Almuerzo, Cena

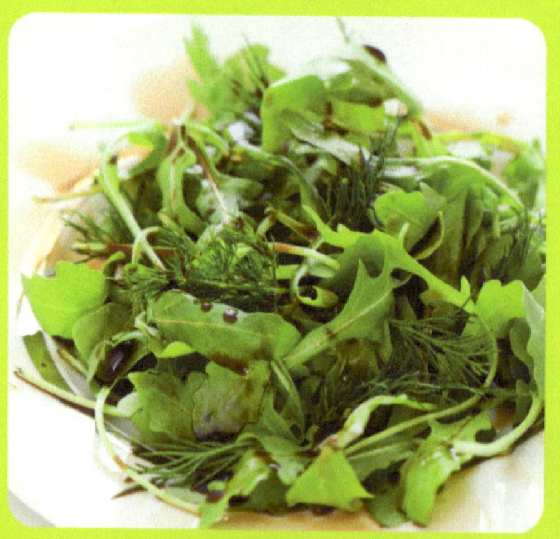
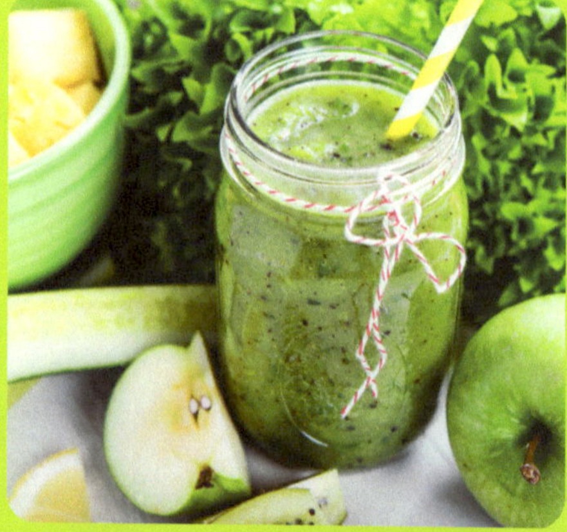
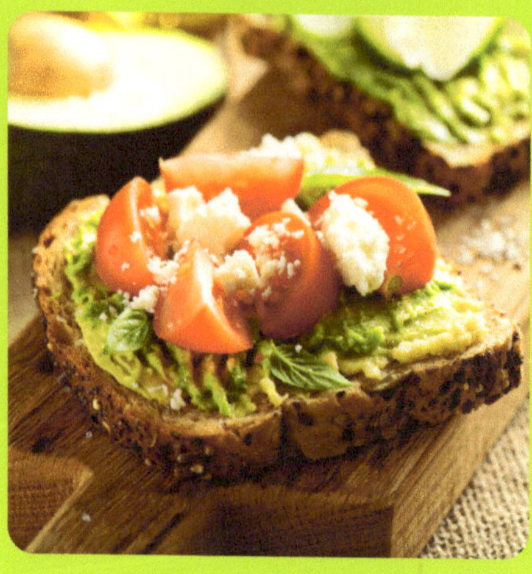
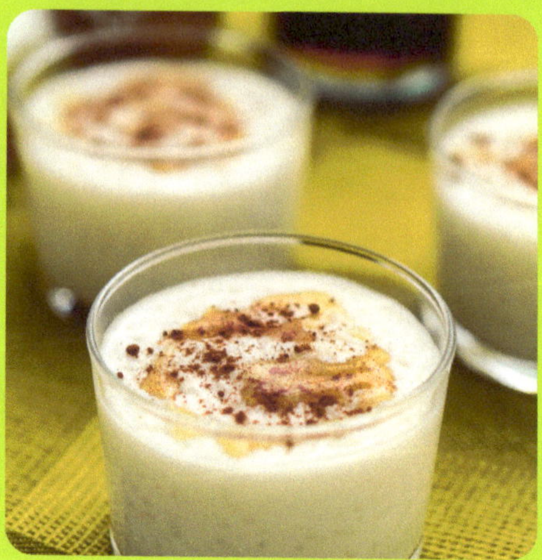

5. Consejos para Implementar la Alimentación Alcalina

- Cómo evitar los alimentos ácidos
- Cómo adaptarse a los cambios
- Hidratación y ejercicio

6. Conclusión y Recomendaciones Finales

- Resumen de los beneficios de la alimentación alcalina
- Invitación a probar la dieta

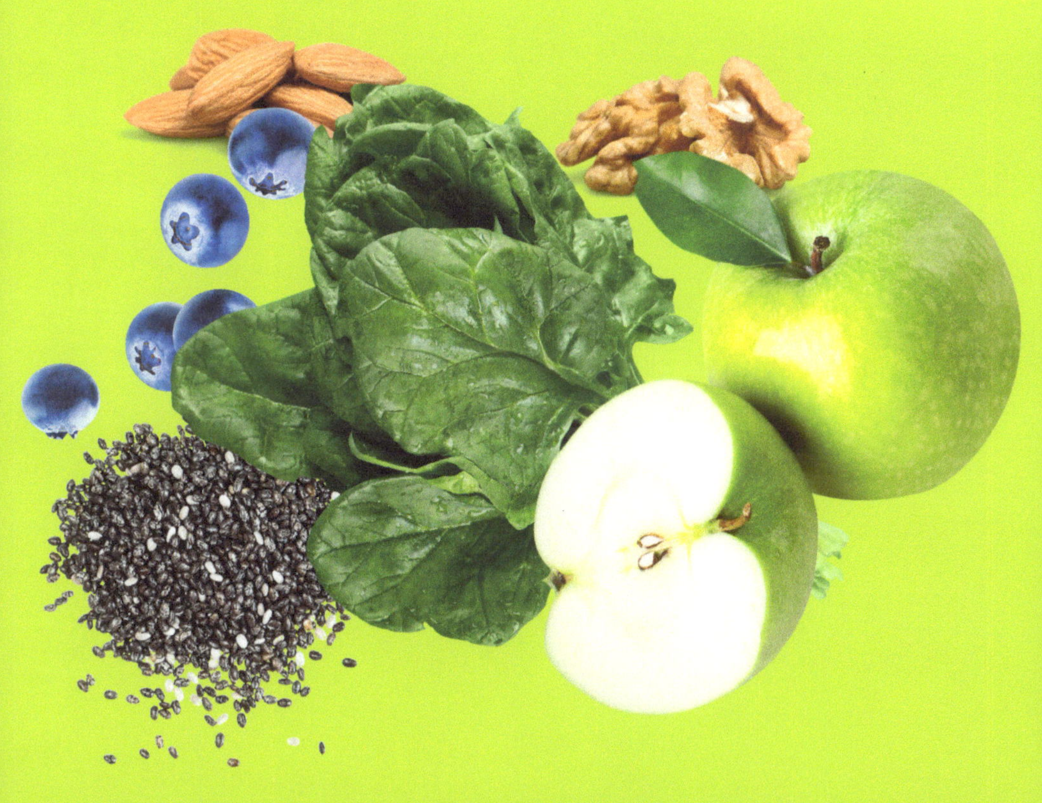

Alimentación Alcalina: Guía Completa para un Equilibrio Saludable

Introducción a la Alimentación Alcalina

¿Qué es la alimentación alcalina?

La alimentación alcalina es un estilo de vida basado en el equilibrio del pH de nuestro cuerpo a través de los alimentos que consumimos. El pH mide la acidez o alcalinidad de una sustancia, en una escala de 0 a 14, donde 0 es extremadamente ácido y 14 extremadamente alcalino. El cuerpo humano funciona mejor cuando el pH de la sangre es ligeramente alcalino, alrededor de 7.35 a 7.45. La alimentación alcalina busca evitar alimentos que aumentan la acidez en el cuerpo, como carnes rojas, azúcares refinados y alimentos procesados, mientras que promueve aquellos que son alcalinizantes, como frutas, vegetales y alimentos integrales.

Historia y origen de la dieta alcalina

Aunque el concepto de alcalinidad en la alimentación ha ganado popularidad en los últimos años, sus raíces se remontan a antiguas prácticas de salud en varias culturas. La medicina tradicional china y la ayurvédica, por ejemplo, ya promovían una alimentación basada en el equilibrio energético de los alimentos. Sin embargo, el término "alimentación alcalina" surgió principalmente en el siglo XX, cuando investigadores comenzaron a explorar cómo los alimentos impactan el pH del cuerpo.

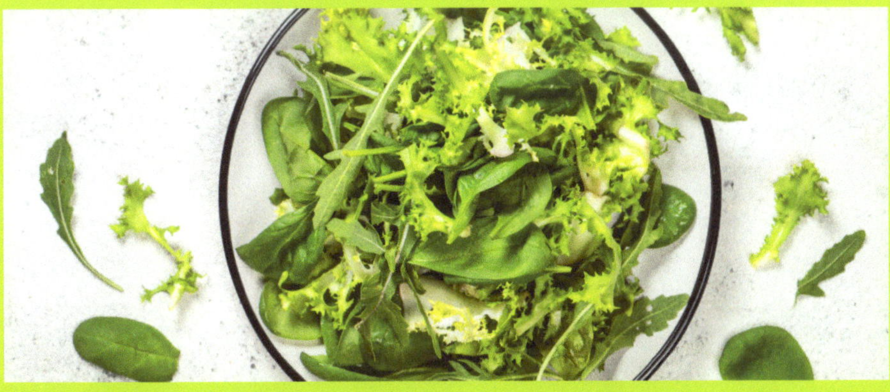

Mitos y realidades sobre la dieta alcalina

Existen muchos mitos alrededor de la alimentación alcalina, como la creencia de que puede alterar directamente el pH de la sangre. En realidad, el cuerpo tiene mecanismos muy eficientes para regular su pH, por lo que el impacto directo es más sobre el pH de la orina.

Sin embargo, un enfoque alcalino en la alimentación puede tener efectos indirectos positivos, como mejorar la salud digestiva y reducir la inflamación. También se ha desmentido la idea de que la dieta alcalina puede curar enfermedades graves como el cáncer, aunque sí puede ser un apoyo para una mejor salud general.

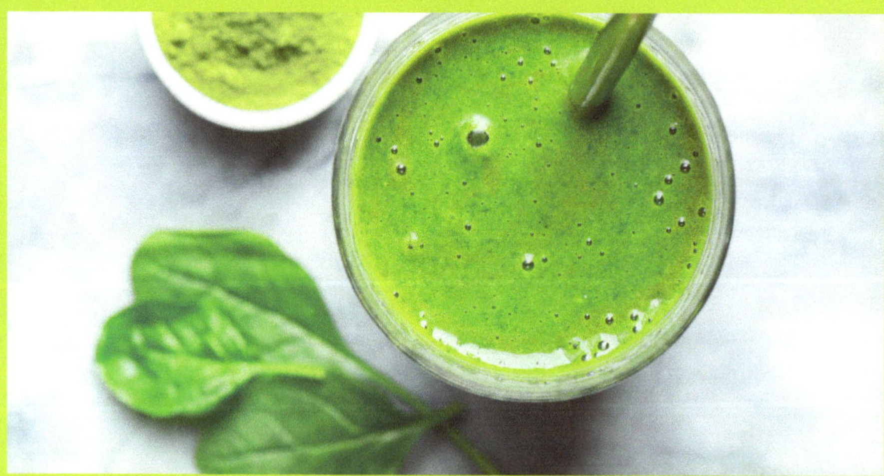

Beneficios de la Alimentación Alcalina

Equilibrio del pH corporal

El objetivo de la alimentación alcalina es promover un entorno más equilibrado en el cuerpo. Si bien el pH de la sangre se regula estrictamente, un estilo de vida alcalino ayuda a reducir la carga sobre órganos como los riñones y los pulmones, que son los encargados de mantener ese equilibrio. Consumir más alimentos alcalinos puede ayudar a disminuir la acumulación de ácido en los tejidos y promover una mejor salud celular.

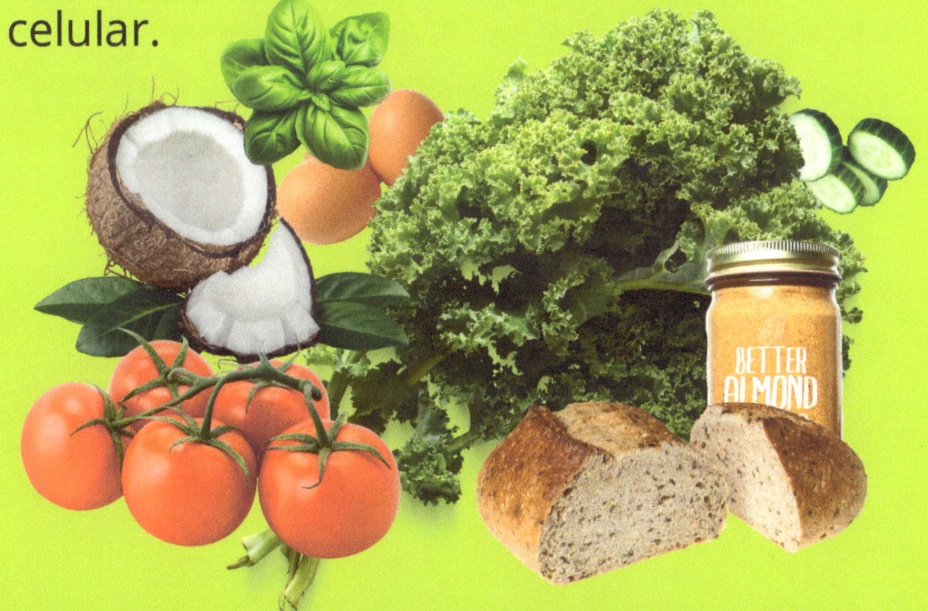

Mejora de la energía y bienestar general

Uno de los beneficios más reportados por quienes siguen la dieta alcalina es el aumento de los niveles de energía. Al evitar alimentos procesados y aumentar el consumo de frutas y verduras, el cuerpo recibe más vitaminas, minerales y antioxidantes, lo que puede traducirse en una mayor vitalidad, mejor estado de ánimo y una sensación general de bienestar.

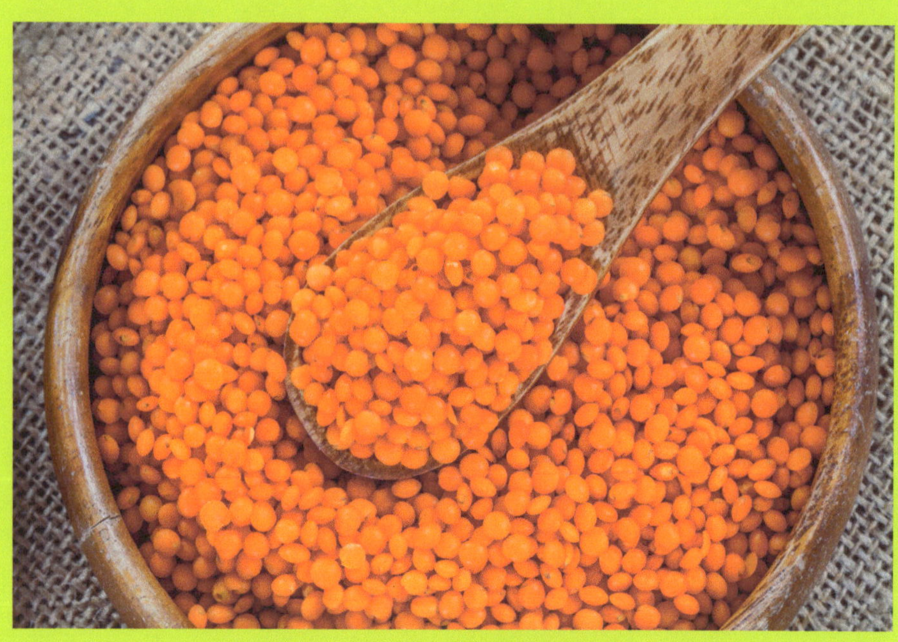

Prevención de enfermedades crónicas

La alimentación alcalina puede reducir el riesgo de desarrollar enfermedades crónicas como la diabetes, la hipertensión y las enfermedades cardiovasculares. Al eliminar alimentos procesados y optar por alimentos frescos, se reduce la inflamación en el cuerpo y se mejora la función metabólica, lo que contribuye a una mejor salud a largo plazo.

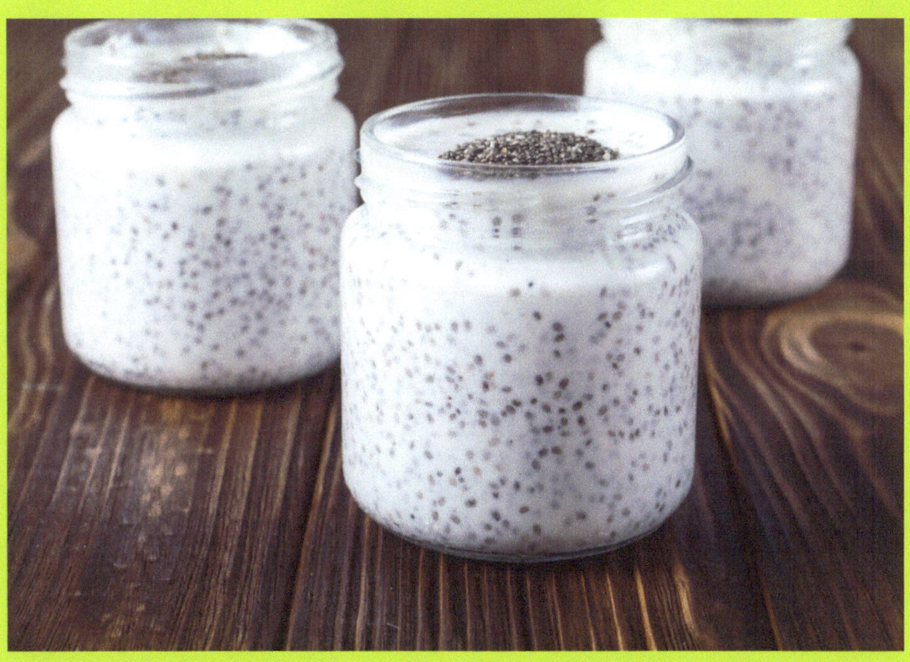

Digestión saludable y pérdida de peso

La alimentación alcalina es rica en fibra, lo que ayuda a mantener un sistema digestivo saludable. Consumir alimentos ricos en fibra mejora la función intestinal, evita el estreñimiento y favorece la absorción de nutrientes. Además, esta dieta puede ayudar a perder peso de manera saludable, ya que los alimentos alcalinos tienden a ser menos calóricos y más nutritivos, lo que favorece una mayor saciedad sin exceso de calorías.

Truco para Aumentar el Consumo de Vegetales
"Si no eres muy fan de las ensaladas, prueba añadir más vegetales a tus batidos o sopas. El brócoli, espinacas y calabacín se mezclan fácilmente sin alterar demasiado el sabor."

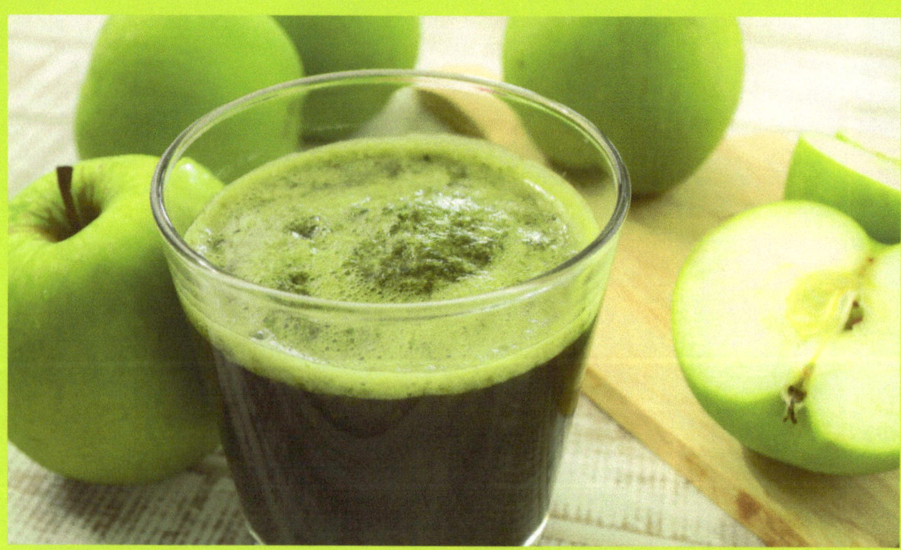

Recetas Alcalinas Paso a Paso

Desayunos Alcalinos

Los desayunos alcalinos deben ser energéticos, ligeros y fáciles de digerir. A continuación, te doy algunas ideas para cada día de la semana:

- **Batido Verde Energético**
  - **Ingredientes:** 1 taza de espinacas frescas, 1 pepino pequeño, 1 manzana verde, 1 rodaja de jengibre, 1 taza de agua de coco, 1 cucharada de semillas de chía.
  - **Preparación:** Coloca todos los ingredientes en la licuadora y mezcla hasta obtener una consistencia homogénea. Este batido es ideal para comenzar el día con energía y nutrientes esenciales.

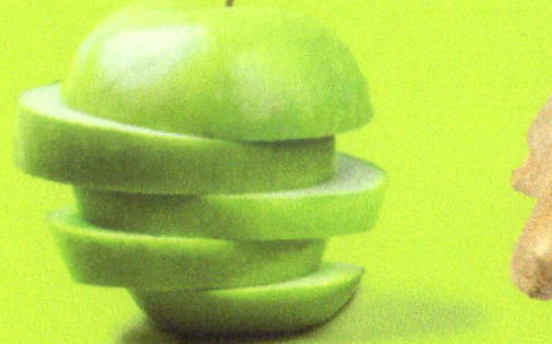

Recordatorio sobre los Alimentos Ácidos

"No se trata de eliminar completamente los alimentos ácidos, sino de equilibrar tu dieta. Si consumes algún alimento acidificante como el café o chocolate, acompáñalo con una ensalada o un batido verde para contrarrestar sus efectos."

- **Avena con Frutas Alcalinas**
  - **Ingredientes:** ½ taza de avena, 1 taza de agua, ½ plátano, 1 puñado de fresas, 1 cucharada de semillas de lino molidas, miel natural al gusto.
  - **Preparación:** Cocina la avena en agua a fuego medio durante 5-7 minutos. Una vez cocida, añade el plátano en rodajas, fresas y las semillas de lino. Endulza con un poco de miel.

- **Tostadas con Aguacate y Tomate**
  - **Ingredientes:** 2 rebanadas de pan integral (sin gluten si es posible), ½ aguacate, 1 tomate, sal marina y pimienta al gusto.
  - **Preparación:** Tostar el pan, machacar el aguacate y untarlo sobre las rebanadas. Añadir rodajas finas de tomate y sazonar con sal marina y pimienta. Es un desayuno rápido y lleno de grasas saludables.

Consejo de Cocina Práctica

"Para facilitarte la preparación de comidas alcalinas, dedica un día a la semana a preparar y almacenar algunos ingredientes básicos como quinoa cocida, garbanzos, o vegetales al vapor. ¡Así siempre tendrás algo listo para combinar!"

- **Chía Pudding con Frutas**
  - **Ingredientes:** 3 cucharadas de semillas de chía, 1 taza de leche de almendras, 1 cucharadita de extracto de vainilla, 1 puñado de moras y frambuesas.
  - **Preparación:** Mezcla las semillas de chía con la leche de almendras y la vainilla en un frasco. Déjalo reposar en la nevera durante la noche. Al día siguiente, sirve con las moras y frambuesas por encima.

- **Smoothie de Albahaca y Melón**
  - **Ingredientes:** 2 rodajas de melón, 1 puñado de hojas de albahaca fresca, 1 taza de agua de coco.
  - **Preparación:** Licúa todos los ingredientes hasta obtener una mezcla suave. Este smoothie es refrescante y alcalinizante, ideal para los días calurosos.

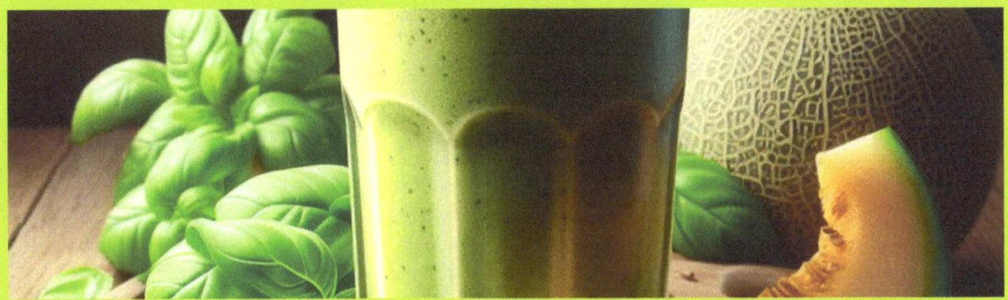

- **Crema de Avena y Manzana**
  - **Ingredientes:** ½ taza de avena, 1 manzana picada, 1 taza de leche vegetal, canela al gusto.
  - **Preparación:** Cocina la avena con la leche vegetal y la manzana durante unos 10 minutos a fuego lento. Añade canela para darle un toque aromático y saludable.

- **Panqueques de Almendra**
  - **Ingredientes:** ½ taza de harina de almendra, 1 plátano maduro, 2 huevos, 1 cucharadita de polvo de hornear, 1 cucharada de aceite de coco.
  - **Preparación:** Mezcla todos los ingredientes en un bol. Cocina los panqueques en una sartén antiadherente con un poco de aceite de coco. Sirve con frutas frescas o un toque de miel

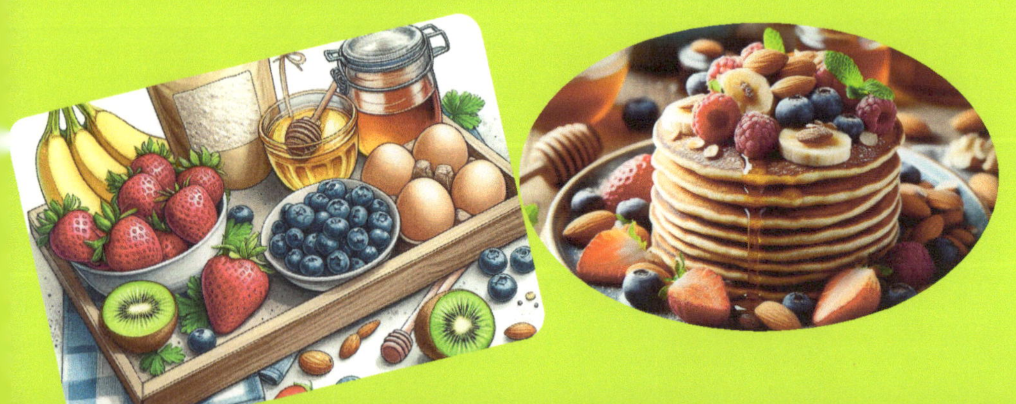

Almuerzos Alcalinos

El almuerzo debe ser nutritivo pero no pesado, para evitar la sensación de cansancio después de comer. Estas recetas son fáciles y equilibradas:

- **Quinoa con Verduras Asadas**
  - **Ingredientes:** 1 taza de quinoa cocida, 1 calabacín, 1 berenjena, 1 pimiento rojo, 2 cucharadas de aceite de oliva, jugo de 1 limón, sal marina, pimienta, y hierbas frescas.
  - **Preparación:** Asa las verduras cortadas en tiras en el horno con un poco de aceite de oliva, sal y pimienta. Una vez listas, mezcla con la quinoa y aliña con jugo de limón y hierbas frescas como perejil o albahaca.

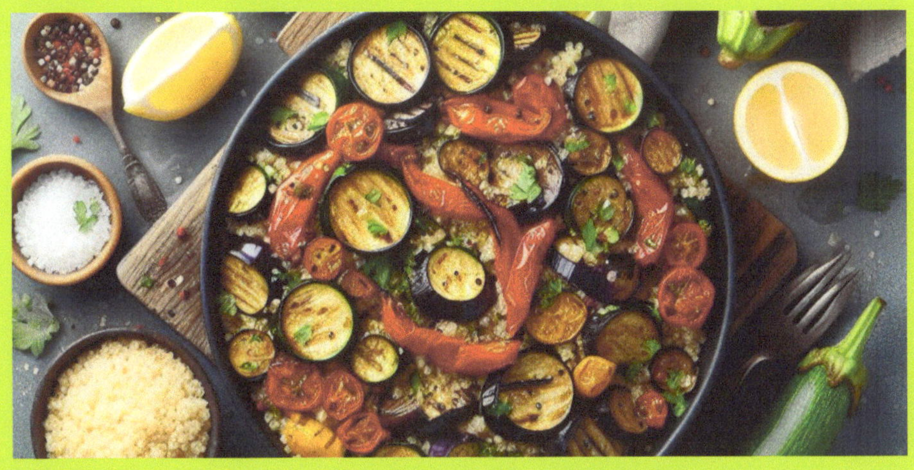

- **Ensalada de Espinacas, Manzana y Nueces**
  - **Ingredientes:** 1 taza de espinacas frescas, 1 manzana verde, ¼ taza de nueces, 1 cucharada de vinagre de manzana, 1 cucharada de aceite de oliva, sal marina al gusto.
  - **Preparación:** Corta la manzana en rodajas finas. Mezcla las espinacas con la manzana y las nueces, y aliña con el vinagre de manzana, aceite de oliva y sal marina. Es una opción ligera y rica en fibra.

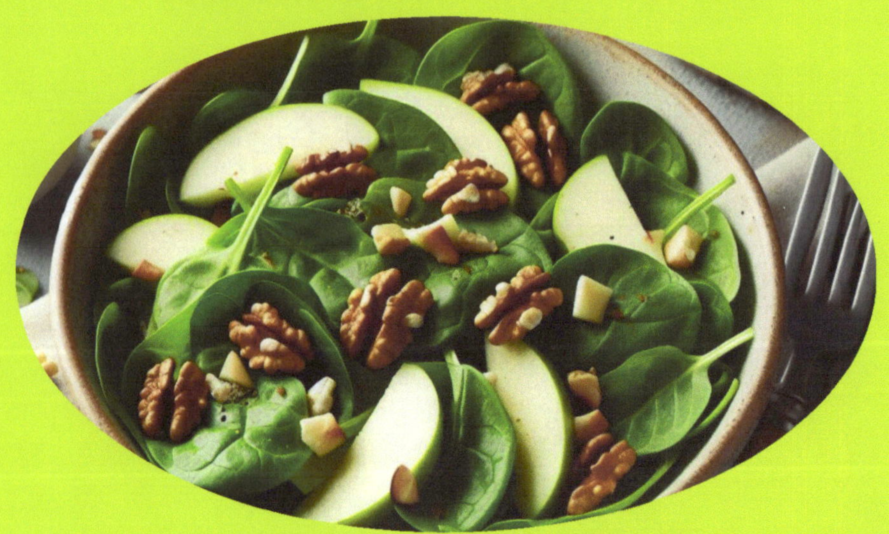

- **Sopa de Brócoli y Almendras**
  - **Ingredientes:** 1 cabeza de brócoli, 1 taza de almendras remojadas, 1 diente de ajo, 4 tazas de caldo de vegetales, sal y pimienta al gusto.
  - **Preparación:** Cocina el brócoli en el caldo de vegetales hasta que esté tierno. Licúa el brócoli junto con las almendras, el ajo y un poco de caldo hasta obtener una crema suave. Vuelve a calentar y sirve.

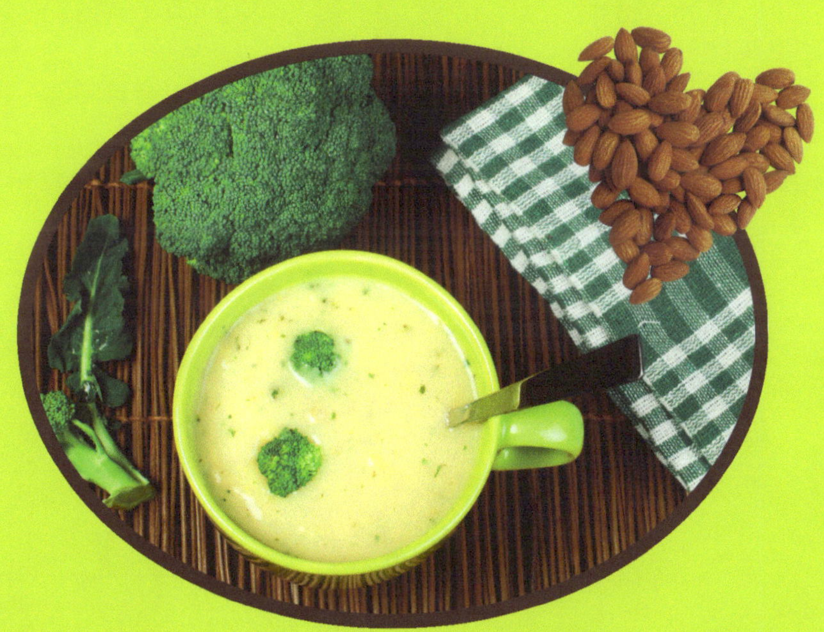

- **Tacos de Lechuga con Garbanzos**

  - **Ingredientes:** 1 taza de garbanzos cocidos, 1 cucharadita de comino, ½ cucharadita de pimentón, hojas de lechuga, tomate picado, aguacate en rodajas, jugo de limón.

  - **Preparación:** Saltea los garbanzos con comino y pimentón. Rellena las hojas de lechuga con los garbanzos, tomate y aguacate. Rocía con jugo de limón y disfruta.

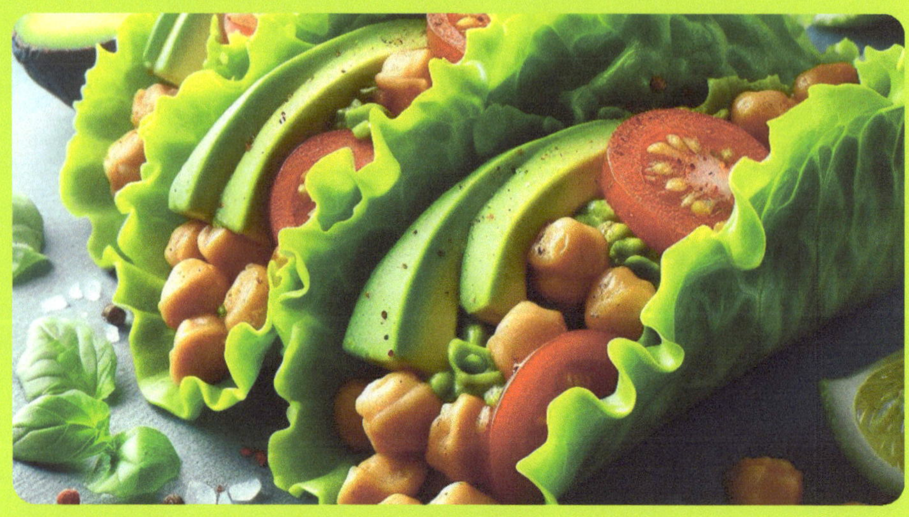

- **Curry de Lentejas Rojas**
  - **Ingredientes:** 1 taza de lentejas rojas, 1 taza de leche de coco, 1 cucharadita de curry en polvo, 1 diente de ajo, 1 cebolla, 1 zanahoria picada.
  - **Preparación:** Sofríe la cebolla y el ajo, luego añade las lentejas, zanahoria, curry y leche de coco. Cocina a fuego lento hasta que las lentejas estén tiernas. Es un plato reconfortante y lleno de sabor.

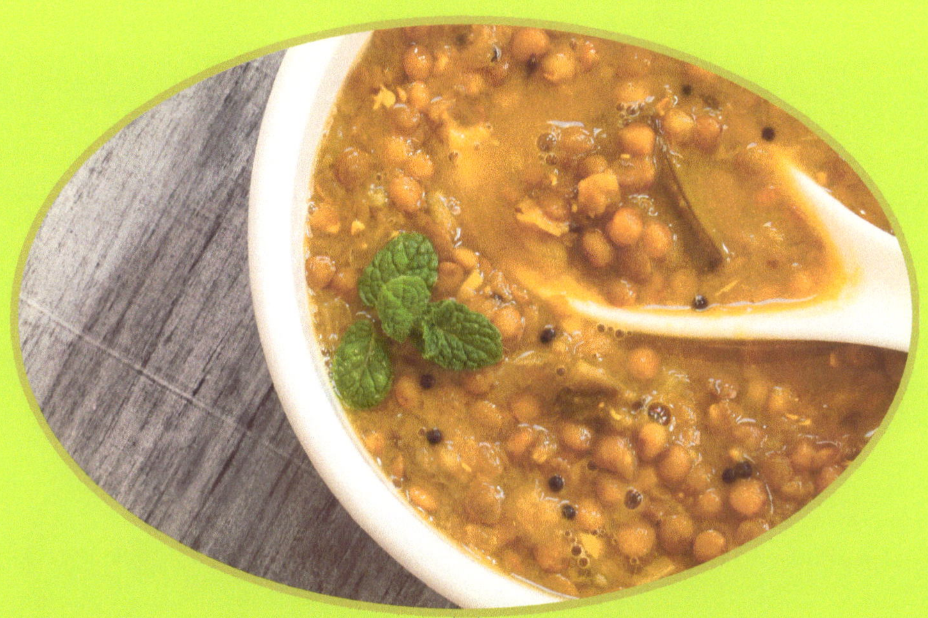

Recomendación de Ingredientes Alcalinos

"Mantén estos ingredientes siempre a mano para preparar comidas alcalinas rápidas: espinacas frescas, pepino, aguacate, limón y quinoa. Con estos, puedes improvisar una ensalada o un batido en cualquier momento."

Cenas Alcalinas

Para la cena, es mejor optar por platos ligeros que no sobrecarguen la digestión. Aquí te dejo algunas opciones:

- **Sopa de Calabaza y Jengibre**
  - **Ingredientes:** 1 calabaza, 1 pedazo de jengibre fresco, 1 cebolla, 4 tazas de caldo de vegetales, sal marina y pimienta.
  - **Preparación:** Cocina la calabaza y la cebolla en el caldo hasta que estén tiernas. Licúa todo junto con el jengibre. Sirve caliente y disfruta de esta sopa ligera pero nutritiva.

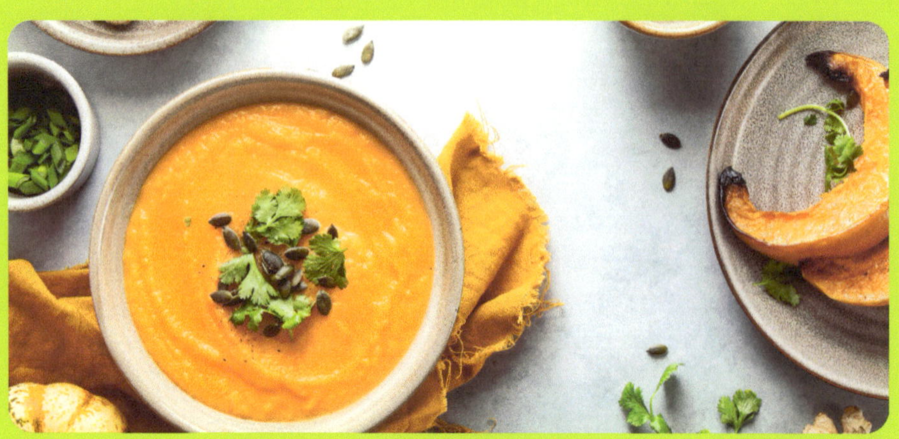

Snacks Al Alcalino

"Mantén siempre a mano snacks alcalinos como almendras crudas, nueces, zanahorias baby o apio con hummus. Son perfectos para saciar el hambre entre comidas y mantenerte en equilibrio."

- **Ensalada de Kale con Aguacate y Semillas de Girasol**
  - **Ingredientes:** 1 manojo de kale, 1 aguacate, 1 cucharada de semillas de girasol, jugo de ½ limón, sal y pimienta al gusto.
  - **Preparación:** Masajea las hojas de kale con el jugo de limón y un poco de sal para ablandarlas. Añade aguacate en rodajas y las semillas de girasol.

La Importancia de la Respiración

"No solo lo que comes afecta tu pH. El estrés y la falta de oxigenación pueden acidificar el cuerpo. Tómate un momento cada día para respirar profundamente y relajarte. ¡Una mente tranquila también contribuye a un cuerpo más alcalino!"

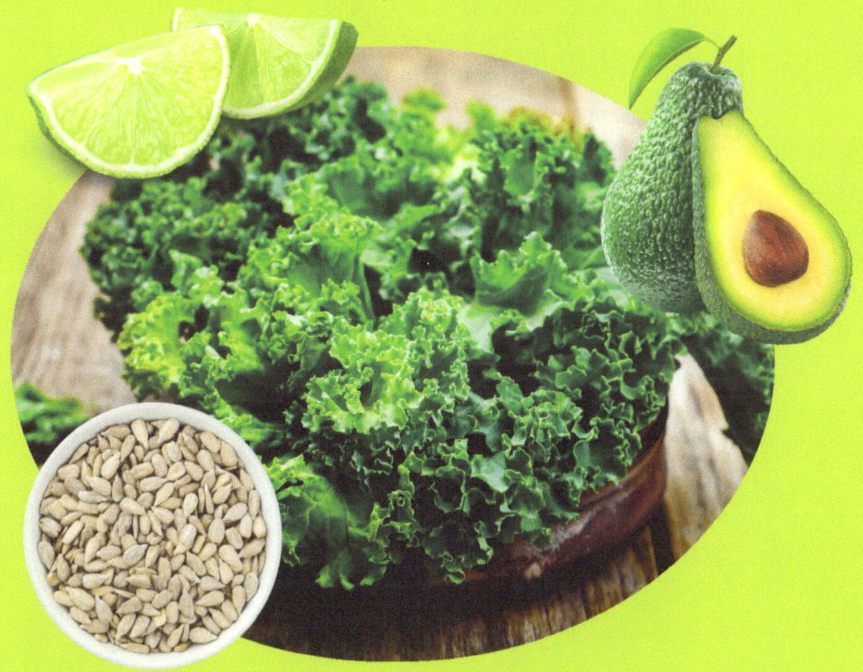

- **Verduras al Vapor con Tahini**
  - **Ingredientes:** Brócoli, espárragos, zanahorias, 2 cucharadas de tahini, 1 cucharada de jugo de limón, agua para diluir.
  - **Preparación:** Cocina las verduras al vapor hasta que estén tiernas pero crujientes. Prepara una salsa mezclando el tahini con el jugo de limón y un poco de agua para aligerarla. Sirve las verduras con la salsa por encima.

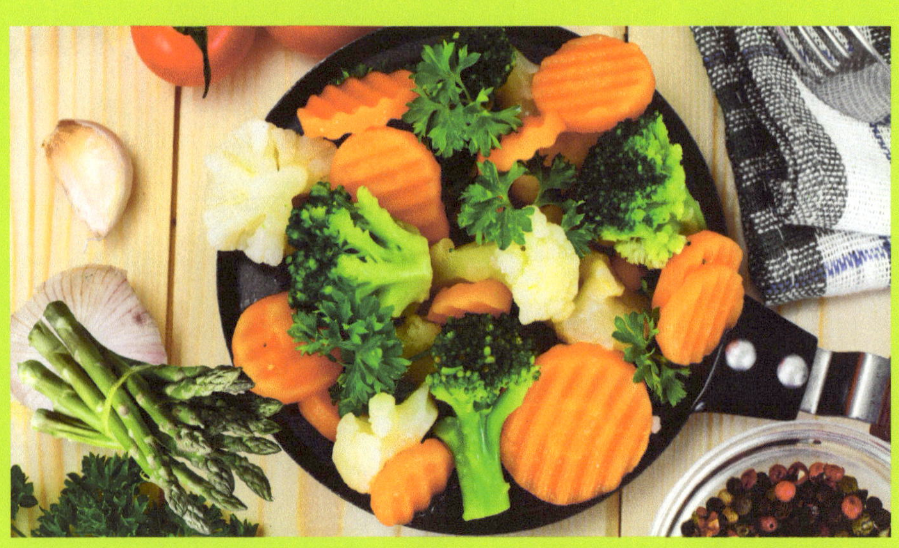

Consejo de Cocina Práctica

"Para facilitarte la preparación de comidas alcalinas, dedica un día a la semana a preparar y almacenar algunos ingredientes básicos como quinoa cocida, garbanzos, o vegetales al vapor. ¡Así siempre tendrás algo listo para combinar!"

Snacks Saludables

Estos snacks son ideales para mantener el equilibrio alcalino entre comidas:

- **Palitos de Apio con Hummus**
  - **Ingredientes:** Apio fresco, hummus casero (garbanzos, aceite de oliva, jugo de limón, tahini, ajo).
  - **Preparación:** Corta el apio en tiras y acompáñalo con una porción de hummus.

- **Hummus casero:**
  - **Ingredientes:** Garbanzos secos, 250 gr. (medio paquete o una taza), tahini 3 cdas. generosas, Sal 1 cdita. Jugo de medio limón, diente de ajo, 1 bicarbonato de sodio 2 cditas.
  - **Para servir:** Aceite de oliva, pimentón dulce o picante, perejil picado, un puñado de garbanzos cocidos enteros.
  - **Preparación:** remoja los garbanzos por al menos 8 horas. Hervirlos con mucha agua y bicarbonato de sodio. Cuando los garbanzos estén blanditos, están listos. Cuela.

- **Continúa (hummus):** Procesa todos los ingredientes para el hummus hasta que quede bien homogéneo. Agrega chorrito de agua helada de ser necesario, ir agregando de a poquito hasta que quede una textura fluida. Seguir procesando hasta conseguir una crema bien homogénea. Si la cuchara se desliza con suavidad y queda un surco marcado y de superficie sedosa, estamos en un buen punto. Refrigerar, (máximo 3 dias).

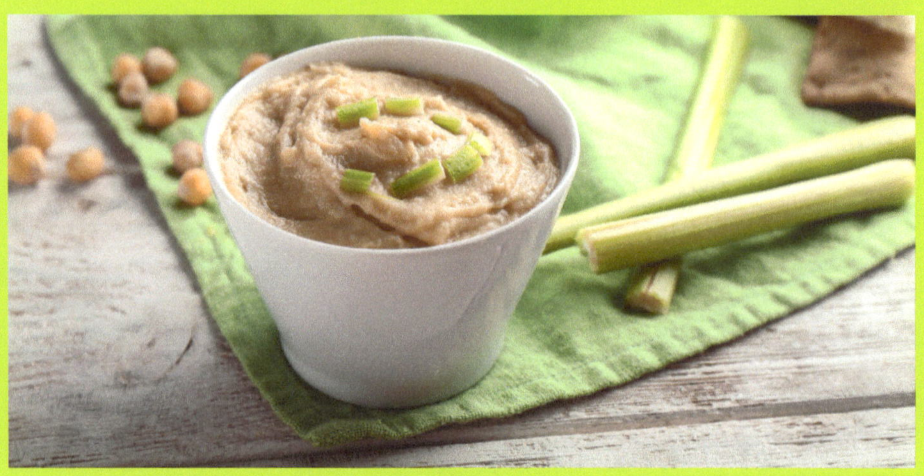

Recordatorio sobre los Alimentos Ácidos

"No se trata de eliminar completamente los alimentos ácidos, sino de equilibrar tu dieta. Si consumes algún alimento acidificante como el café o chocolate, acompáñalo con una ensalada o un batido verde para contrarrestar sus efectos."

- **Frutos Secos y Semillas**
  - **Ingredientes:** Una mezcla de almendras, nueces, y semillas de calabaza.
  - **Preparación:** Simplemente mezcla y disfruta cuando necesites un impulso rápido de energía.

- **Fruta Fresca**
  - **Ingredientes:** Melón, papaya, piña.
  - **Preparación:** Corta la fruta en trozos y disfruta como un snack refrescante.

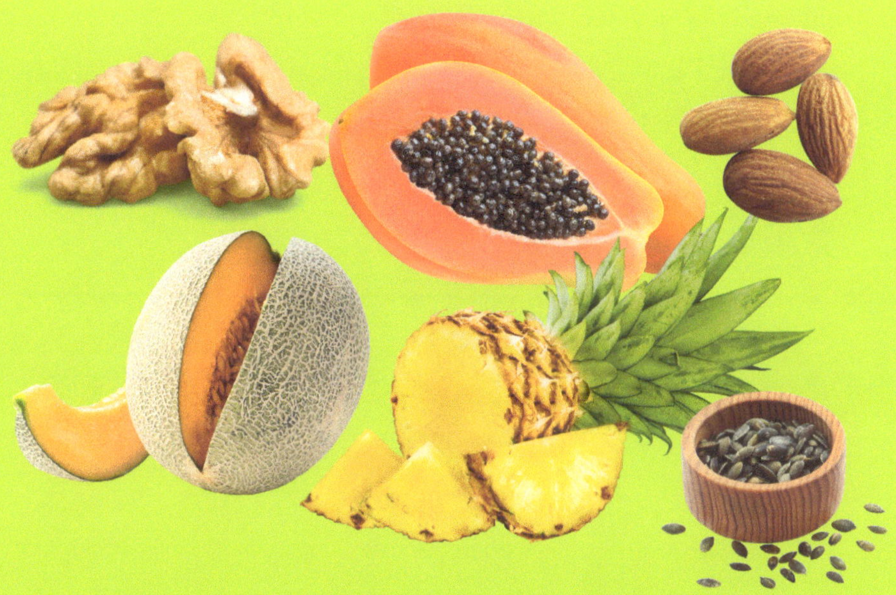

Cómo Evitar los Antojos de Alimentos Ácidos

"Si sientes antojos de alimentos ácidos como café o dulces, primero hidrátate bien. A menudo, los antojos vienen por deshidratación o falta de minerales. Un té de hierbas o un snack alcalino puede ser la solución."

Plan de Alimentación Semanal Alcalino

Día 1

- Desayuno: Batido verde con espinacas, pepino y manzana.
- Almuerzo: Ensalada de quinoa con kale y aguacate.
- Cena: Sopa de zanahoria y jengibre.

Día 2

- Desayuno: Avena con fresas y plátano.
- Almuerzo: Quinoa con verduras al vapor.
- Cena: Salteado de vegetales verdes con ajo.

Día 3

- **Desayuno:** Smoothie de melón y albahaca.
- **Snack:** Hummus con zanahorias.
- **Almuerzo:** Tacos de lechuga con garbanzos.
- **Snack:** Papaya fresca.
- **Cena:** Ensalada de kale con aguacate y semillas de girasol.

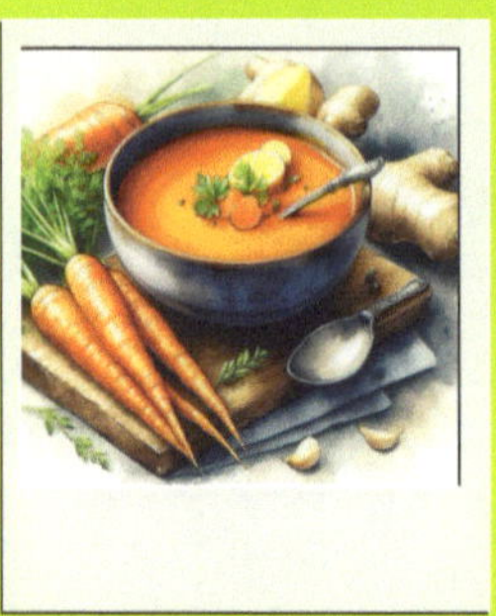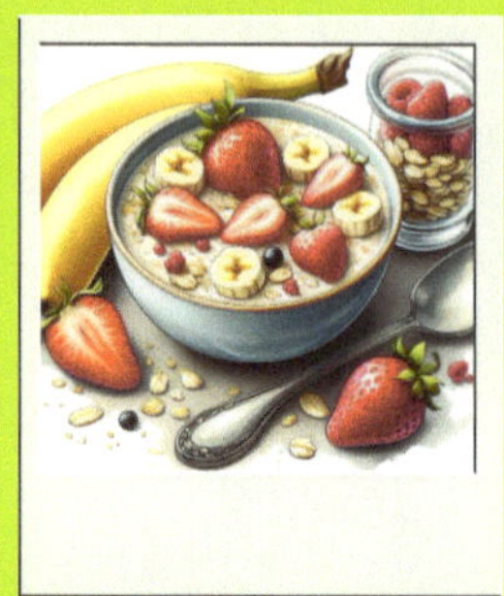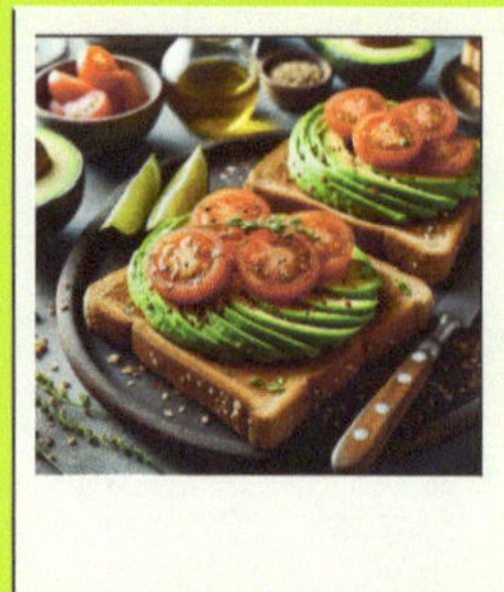

Cambia la Sal Refinada por Sal Marina o del Himalaya

"La sal refinada es altamente acidificante. En su lugar, utiliza sal marina o sal rosa del Himalaya, que además de ser menos procesadas, contienen minerales esenciales que ayudan a equilibrar el pH del cuerpo."

Día 4

- **Desayuno:** Tostadas con aguacate y tomate.
- **Snack:** Almendras y nueces.
- **Almuerzo:** Curry de lentejas rojas.
- **Snack:** Smoothie verde.
- **Cena:** Sopa de brócoli y almendras.

Día 5

- **Desayuno:** Panqueques de almendra con frutas.
- **Snack:** Frutos secos y semillas.
- **Almuerzo:** Ensalada de quinoa con kale y limón.
- **Snack:** Rodajas de piña fresca.
- **Cena:** Sopa de calabaza y jengibre.

Día 6

- **Desayuno:**
  Smoothie de Piña y Espinacas
- **Ingredientes:** 1 taza de espinacas frescas, 2 rodajas de piña, ½ pepino, 1 taza de agua de coco.
- **Preparación:** Licúa todos los ingredientes hasta obtener una mezcla homogénea. Es una bebida refrescante y cargada de nutrientes.

Snack:

Rodajas de Melón y Frambuesas

- **Ingredientes:** 1 taza de melón en rodajas, ½ taza de frambuesas.
- **Preparación:** Simplemente mezcla las frutas y disfruta de un snack refrescante.

Almuerzo:

Ensalada de Garbanzos con Aguacate

- **Ingredientes:** 1 taza de garbanzos cocidos, ½ aguacate, 1 tomate, 1 cucharada de aceite de oliva, jugo de limón, sal y pimienta.
- **Preparación:** Mezcla los garbanzos con el aguacate y el tomate en cubos. Aliña con aceite de oliva, jugo de limón, sal y pimienta al gusto.

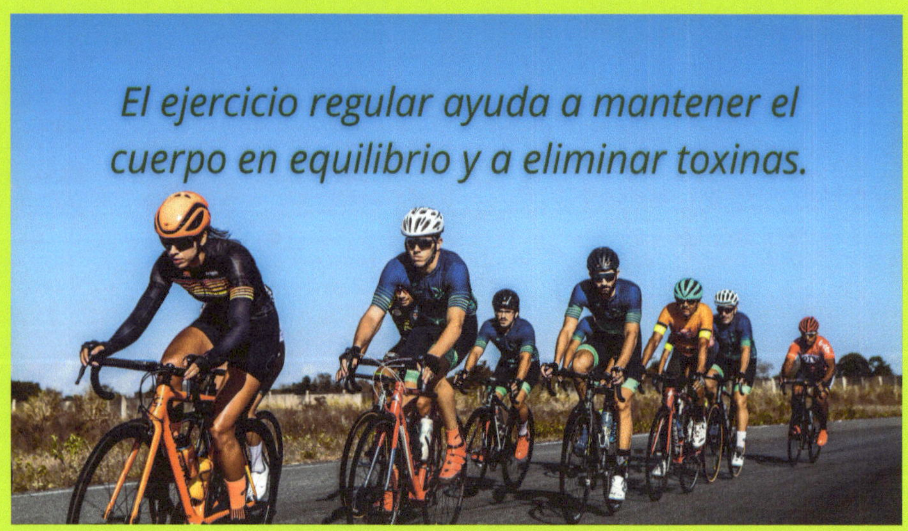

Snack:

Nueces y Almendras, un puñado pequeño.

Cena:

Sopa de Espinacas y Coco

- **Ingredientes:** 2 tazas de espinacas frescas, 1 cebolla pequeña, 1 taza de leche de coco, 2 tazas de caldo de vegetales, 1 diente de ajo, sal y pimienta.

- **Preparación:** Sofríe la cebolla y el ajo, añade las espinacas y cocina hasta que se ablanden. Agrega la leche de coco y el caldo de vegetales. Cocina a fuego lento y luego licúa hasta obtener una crema suave. Sirve caliente.

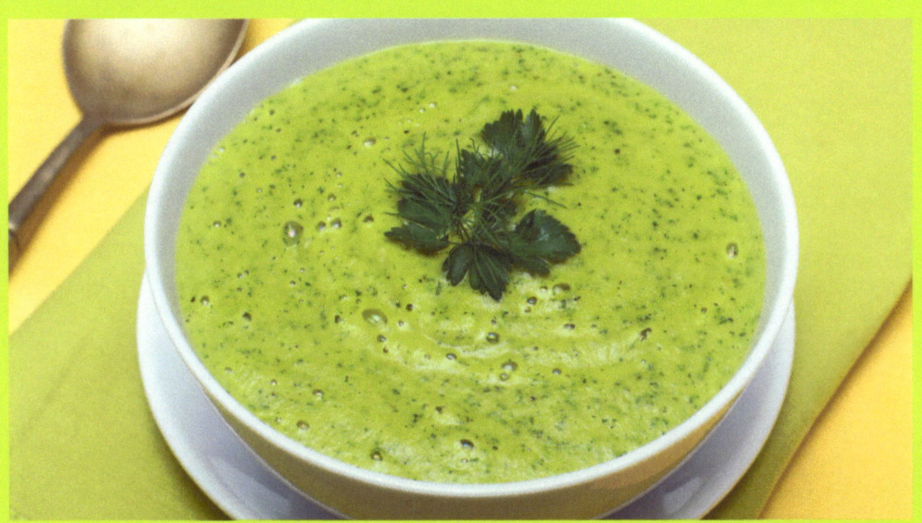

Control de Porciones

"Recuerda que no solo importa qué comes, sino cuánto comes. Mantén tus porciones equilibradas y come despacio para permitir que tu cuerpo digiera adecuadamente los alimentos y obtenga todos sus beneficios."

Día 7

Desayuno:

Tazón de Frutas Alcalinas

- **Ingredientes:** 1 taza de papaya en cubos, 1 kiwi, ½ taza de arándanos, 1 cucharada de semillas de chía.
- **Preparación:** Coloca las frutas en un tazón y espolvorea las semillas de chía por encima. Un desayuno refrescante y lleno de antioxidantes.

Snack:

Batido de Almendras y Cacao

- **Ingredientes:** 1 taza de leche de almendras, 1 cucharadita de cacao en polvo sin azúcar, 1 plátano pequeño.
- **Preparación:** Mezcla todo en la licuadora hasta obtener un batido suave. El cacao aporta antioxidantes y el plátano energía.

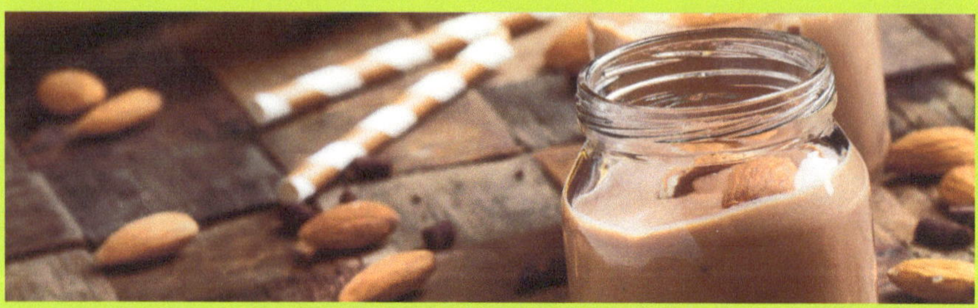

Beneficios de las Semillas

"Las semillas como el lino, la chía o el cáñamo son excelentes fuentes de grasas saludables y fibra. Añádelas a tus batidos, ensaladas o yogur vegetal para incrementar el valor nutricional de tus comidas."

Almuerzo:

Tabulé de Quinoa con Pepino y Menta

- **Ingredientes:** 1 taza de quinoa cocida, 1 pepino picado, 1 tomate, 1 puñado de hojas de menta fresca, jugo de 1 limón, 2 cucharadas de aceite de oliva.
- **Preparación:** Mezcla la quinoa con el pepino, tomate y menta. Aliña con jugo de limón y aceite de oliva. Es una versión alcalina del tradicional tabulé.

Snack:

Rodajas de Manzana con Mantequilla de Almendra

- **Ingredientes:** 1 manzana en rodajas, 1 cucharada de mantequilla de almendra.
- **Preparación:** Unta la mantequilla de almendra sobre las rodajas de manzana para un snack crujiente y satisfactorio.

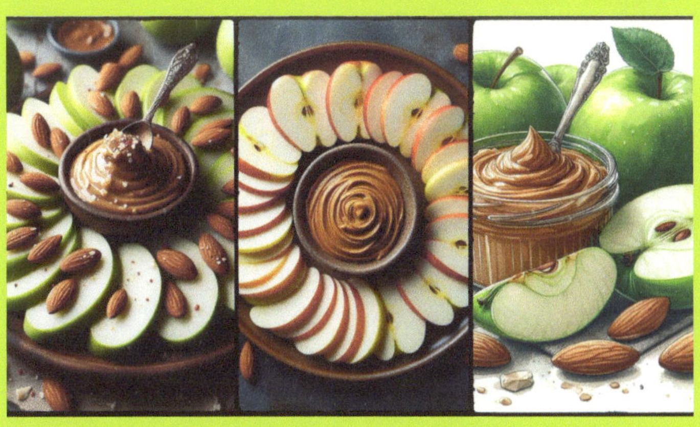

Cena:

Salteado de Tofu y Verduras Verdes

- **Ingredientes:** 200 g de tofu firme, 1 taza de brócoli, 1 taza de espárragos, 1 diente de ajo, 2 cucharadas de aceite de oliva, salsa de soya baja en sodio.

- **Preparación:** Corta el tofu en cubos y saltéalo en una sartén con aceite de oliva hasta que esté dorado. Añade el brócoli, los espárragos y el ajo, y cocina hasta que las verduras estén tiernas pero crujientes. Agrega un chorrito de salsa de soya para sazonar.

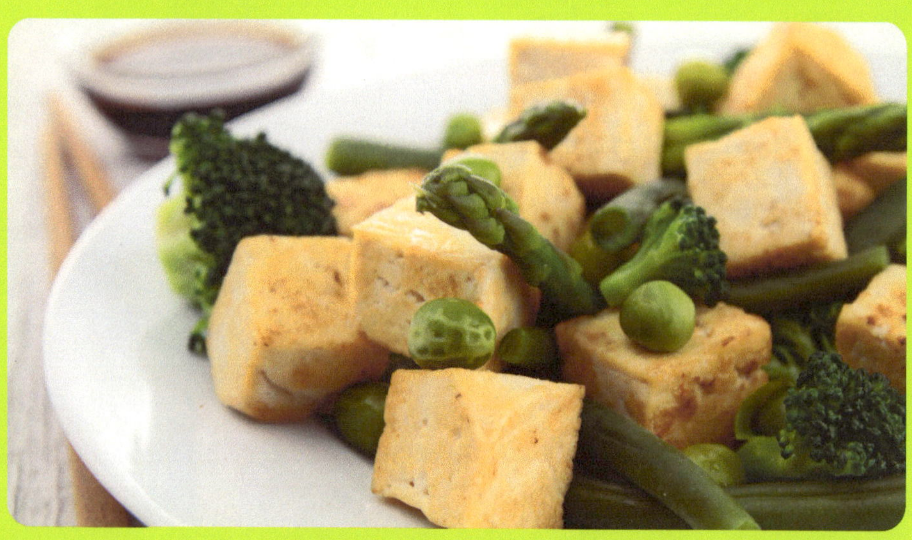

Desayuno Alcalino Rápido

"Si tienes poco tiempo por la mañana, prepara un batido o una avena nocturna la noche anterior. Solo mezcla avena, leche vegetal, semillas de chía y frutas alcalinas como fresas o moras, ¡y tendrás un desayuno listo al despertar!"

Lista de Compras para la Semana Alcalina

Para facilitar la planificación de las comidas de esta semana alcalina, te dejo una **lista de compras** basada en las recetas anteriores. De esta manera, tendrás todos los ingredientes necesarios a mano:

Frutas

- Plátano
- Papaya
- Melón
- Piña
- Kiwi
- Fresas
- Arándanos
- Frambuesas
- Manzana
- Limones

Verduras

- *Espinacas frescas*
- *Kale*
- *Brócoli*
- *Zanahorias*
- *Calabacín*
- *Pepino*
- *Tomates*
- *Aguacates*
- *Pimientos rojos*
- *Berenjena*
- *Cebolla*
- *Ajo*
- *Espárragos*
- *Jengibre*
- *Menta fresca*

Proteínas Vegetales

- Garbanzos cocidos
- Lentejas rojas
- Tofu firme
- Quinoa

Frutos secos y semillas

- Almendras
- Nueces
- Semillas de chía
- Semillas de girasol

Otros

- Avena
- Harina de almendra
- Tahini
- Aceite de oliva virgen extra
- Leche de almendras
- Leche de coco
- Cacao en polvo
- Vinagre de manzana
- Salsa de soya baja en sodio

Aumenta el Consumo de Vegetales Crucíferos

"Los vegetales crucíferos como el brócoli, la col rizada y el repollo son excelentes alcalinizantes. Inclúyelos en tus ensaladas, sopas o como guarnición en tus comidas diarias."

Consejos para Implementar la Alimentación Alcalina

Cómo evitar los alimentos ácidos

Es recomendable reducir o eliminar el consumo de alimentos como:

- Carnes rojas y procesadas.
- Lácteos.
- Azúcares refinados.
- Alimentos procesados.

A cambio, puedes optar por versiones vegetales o integrales de estos productos, como carnes vegetales, leches de origen vegetal (almendra, coco) y edulcorantes naturales como la stevia.

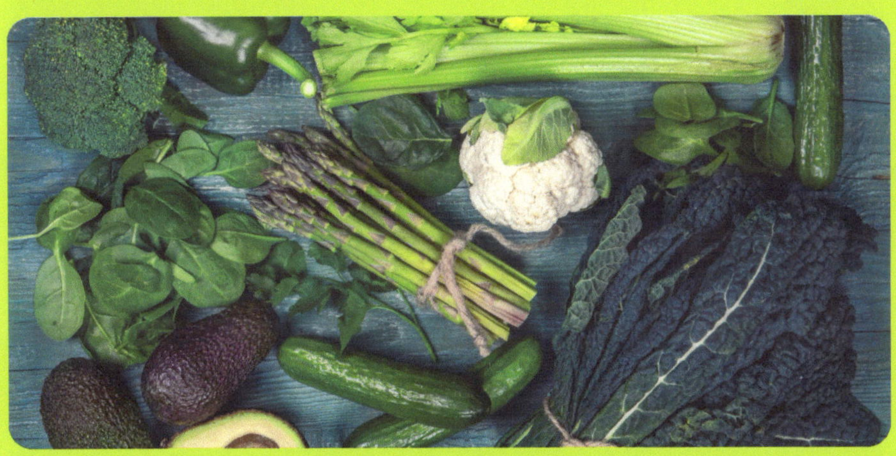

Planifica Tus Compras

"Una alimentación alcalina exitosa comienza en el mercado. Haz una lista de compras enfocada en alimentos frescos y alcalinos como frutas, verduras, granos integrales y legumbres. ¡Estar preparado es la clave!"

Cómo adaptarse a los cambios

No necesitas hacer cambios drásticos de inmediato. Comienza reemplazando un par de comidas a la semana por opciones alcalinas y aumenta gradualmente. El objetivo es que los cambios sean sostenibles a largo plazo.

Hidratación y ejercicio

Mantén una hidratación adecuada bebiendo al menos 8 vasos de agua al día. Si es posible, opta por agua alcalina o añade unas gotas de limón al agua. Además, el ejercicio regular ayuda a mantener el cuerpo en equilibrio y a eliminar toxinas.

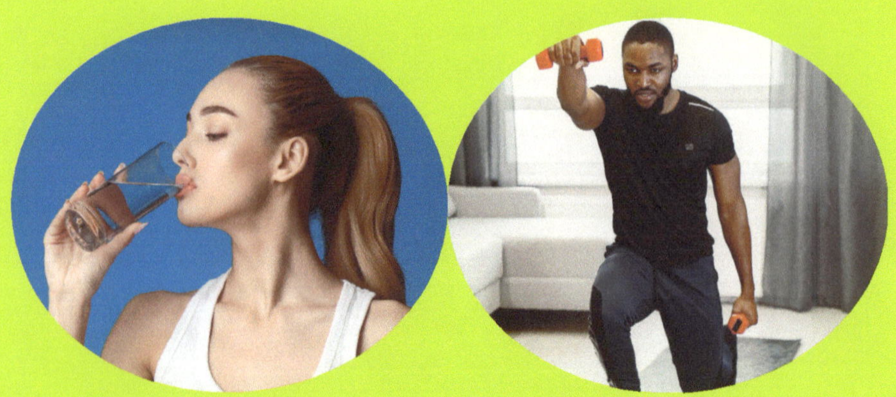

Frutas Alcalinas para Picar

"Cuando tengas hambre entre comidas, opta por frutas alcalinas como melón, papaya, kiwi o fresas. Son ligeras, deliciosas y ayudan a mantener el equilibrio del pH en tu cuerpo."

Conclusión y Recomendaciones Finales

Adoptar una alimentación alcalina puede ser una forma efectiva de mejorar tu salud y bienestar a largo plazo. Al equilibrar tu dieta y evitar alimentos procesados y ácidos, puedes notar una mejora en tu energía, digestión y bienestar general. Te invito a probar este estilo de vida y descubrir los beneficios que puede aportar a tu cuerpo y mente.

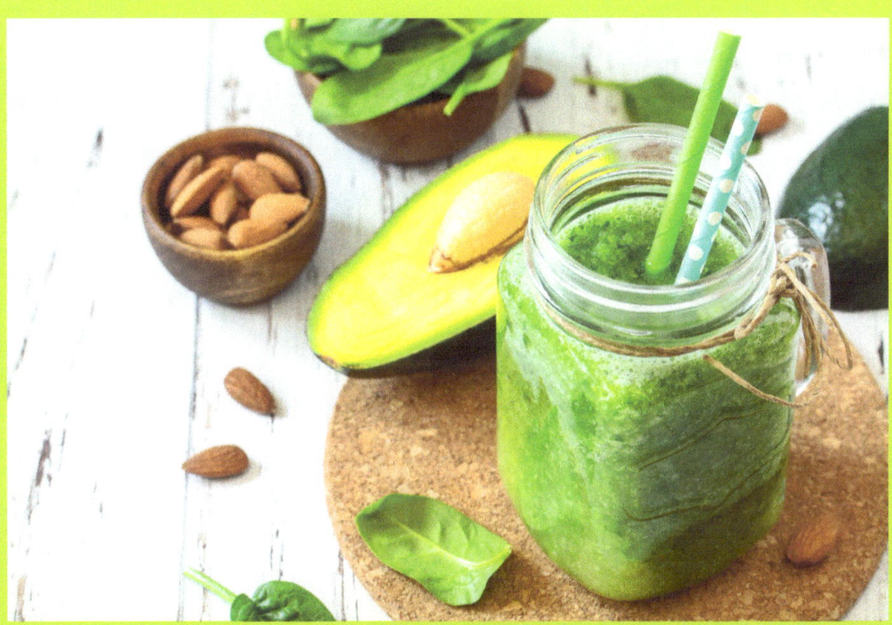

Mini Receta: *Ensalada de Aguacate y Espinacas*
"Prepara una ensalada rápida con espinacas frescas, aguacate, tomate y semillas de girasol. Aliña con jugo de limón y aceite de oliva. ¡Simple, alcalina y deliciosa!"

Mini recetas, nutritivas y fáciles de preparar

Batido Verde Alcalino
- **Ingredientes:** Espinacas, pepino, apio, manzana verde, jugo de limón y agua de coco.
- **Instrucciones:** Licúa todos los ingredientes hasta obtener una mezcla suave y disfruta de un batido refrescante y alcalino.

Ensalada de Quinoa y Aguacate
- **Ingredientes:** Quinoa cocida, aguacate, pepino, espinacas, jugo de limón y aceite de oliva.
- **Instrucciones:** Mezcla la quinoa con el aguacate, pepino y espinacas. Aliña con jugo de limón y aceite de oliva.

Tostadas de Hummus con Vegetales Alcalinos
- **Ingredientes:** Pan sin gluten (mejor opción alcalina), hummus, pepino en rodajas, zanahoria rallada, brotes de alfalfa.
- **Instrucciones:** Unta hummus en las tostadas y añade los vegetales frescos por encima.

Tortitas de Harina de Almendra
- **Ingredientes:** Harina de almendra, leche de coco, 1 cucharada de semillas de chía hidratadas, canela.
- **Instrucciones:** Mezcla todos los ingredientes y cocina en una sartén antiadherente. Sirve con frutas alcalinas como kiwi o fresas.

Rollitos de Nori con Verduras
- **Ingredientes:** Hojas de nori, zanahoria, pepino, aguacate, quinoa.
- **Instrucciones:** Coloca una fina capa de quinoa sobre la hoja de nori, añade las verduras y enrolla. Corta en pequeños rollitos.

Un Agradecimiento Especial

Quiero felicitarte de corazón por dar este paso importante hacia tu bienestar y por dedicar tiempo a cuidar de tu salud. ¡Eso ya es un logro enorme! Gracias por adquirir y leer este libro, espero de todo corazón que te haya inspirado y brindado herramientas útiles para mejorar tu calidad de vida a través de la alimentación alcalina.

Es un verdadero placer compartir contigo los conocimientos que he ido adquiriendo a lo largo de mi vida, siempre desde el amor por la salud natural y la cocina sencilla. Sin embargo, es importante recordar que cada cuerpo es único, y lo que funciona para una persona puede no ser lo mejor para otra. Por eso, siempre te recomiendo que consultes con un médico o un profesional de la salud antes de hacer cambios significativos en tu alimentación. La orientación de un especialista te ayudará a asegurarte de que estás tomando las mejores decisiones para ti.

Gracias por confiar en este contenido y por permitirte explorar nuevas formas de nutrir y cuidar tu cuerpo.

¡Sigue adelante en este hermoso camino hacia una vida más equilibrada y saludable!

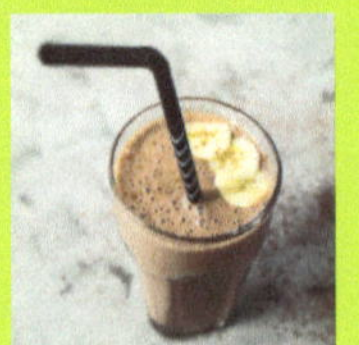 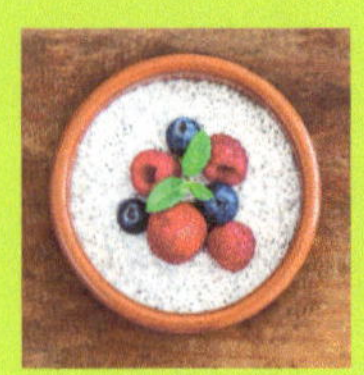 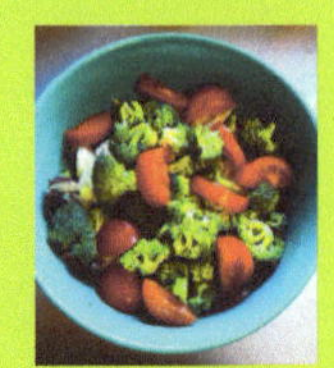 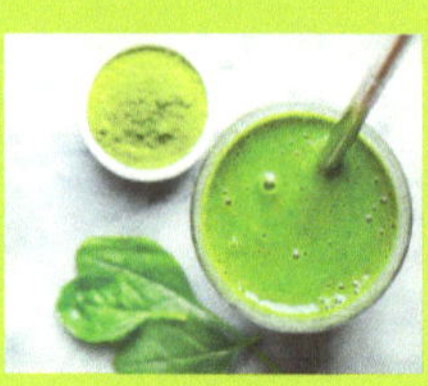

¡Este es solo el comienzo! Continuaré publicando más contenido sobre alimentación saludable, bienestar y recetas sencillas.

¡Espero que sigas acompañándome en este camino!

Miriam Avancini - miriambeatriz.avancini@gmail.com - Paper Heart Store